AF404573

SOCIÉTÉ D'ANTHROPOLOGIE DE LYON

— Tome Troisième — 1884 —

ÉDUCATION

DU SENS DE LA VUE

CHEZ UNE AVEUGLE-NÉE

OPÉRÉE A L'AGE DE SEIZE ANS

PAR

LE DR GAYET

PROFESSEUR A LA FACULTÉ DE MÉDECINE DE LYON

LYON

IMPRIMERIE PITRAT AINÉ

4, RUE GENTIL, 4,

—

1884

SOCIÉTÉ D'ANTHROPOLOGIE DE LYON

— Tome Troisième — 1884 —

ÉDUCATION

DU SENS DE LA VUE

CHEZ UNE AVEUGLE-NÉE

OPÉRÉE A L'AGE DE SEIZE ANS

PAR

LE DR GAYET

PROFESSEUR A LA FACULTÉ DE MÉDECINE DE LYON

LYON

IMPRIMERIE PITRAT AINÉ

4, RUE GENTIL, 4,

—

1884

ÉDUCATION
DU SENS DE LA VUE

CHEZ UNE AVEUGLE-NÉE

OPÉRÉE A L'AGE LE SEIZE ANS

Dans son admirable *Traité d'Optique physiologique* Helmholtz écrivait ce qui suit : « Il peut souvent devenir très difficile de distinguer, dans les notions acquises par le sens de la vue, ce qui provient immédiatement de la sensation et ce qui est attribuable, au contraire, à l'expérience et à l'exercice. C'est à cette difficulté que se rattache la grande querelle qui existe à ce sujet entre les différents observateurs. Les uns sont disposés à attribuer la plus large part à l'expérience et à en déduire notamment toutes les notions d'espace ; cette opinion peut être nommée *Théorie empiristique*. Les autres sont bien obligés d'admettre l'influence de l'expérience pour un certain nombre de perceptions, mais il croient devoir admettre, pour certaines notions élémentaires, qui se présentent de la même manière chez tous les observateurs, un système de notions innées et non basées sur l'expérience ; c'est ce qu'ils font en particulier pour les notions d'espace. Par opposition à la précédente nous pouvons désigner cette théorie sous le nom de *Théorie nativisique* des perceptions sensuelles.

Telles sont, en effet, les deux opinions qui se sont partagé le monde philosophique depuis que Molineux au dix-huitième siècle posa la question de savoir, si un aveugle-né subitement rendu à la lumière, serait capable de distinguer par la vue un cube d'une sphère, alors qu'il aurait appris à les reconnaitre par le toucher. L'auteur de la question se prononça pour la négative, et son avis fut partagé par Locke, Janin, Diderot, Buffon, Voltaire, etc.

La célèbre observation de Cheselden publiée dans les *Transactions philosophiques* en 1728, fut interprétée dans le même sens par tous ces brillants esprits, et malgré des vues un peu différentes de Condillac, on peut dire que la théorie empiristique était adoptée sans conteste. Mais au commencement de ce siècle, sous l'influence de Kant, qui considère l'espace comme une forme innée de notre perception, Jean Muller, le célèbre physiologiste allemand admit en nous une connaissance innée des dimensions des parties sensibles de la rétine et de leur disposition, et laissa à l'expérience le seul rôle d'extérioren les objets. Ainsi, par exemple, les objets du dehors viennent-ils à frapper notre œil, nous apprécions aussitôt leur grandeur, leur position réciproque, par le seul fait que les images de chacun d'eux correspondent à des parties de notre rétine dont nous avons la conscience ; tout ce que doit nous apprendre l'expérience, c'est que ces objets ne sont pas dans notre œil, mais bien hors de nous. Nombreuses ont dû être les hypothèses destinées à concilier toutes les données de ce difficile problème et c'est en Allemagne surtout qu'elles se sont produites.

Longtemps on crut qu'un aveugle-né subitement rendu à la lumière à l'âge où la raison est assez formée, pour surveiller en quelque sorte le développement des sensations, serait un sujet éminemment favorable pour élucider la question, et à diverses époques on produisit des observations prises dans ce but. Après celle de Cheselden vinrent celle de Ware en 1801, celle de Wardrop en 1824 et plus récemment celle de Hirschberg : je ne cite que les plus célèbres, car il en existe dans la science un très grand nombre plus ou moins détaillées. Dans la plupart d'entre elles, le sujet très intelligent s'est assez promptement mis en possession du sens qui lui était rendu, pour que les partisans de la théorie empiristique et ceux de la nativistique puissent y trouver des arguments favorables à leur manière de voir.

A mon avis, la préoccupation d'interpréter ces faits a nui peut-être à leur exacte observation et le simple récit que l'on va lire, relatif à une jeune *cataractée* que j'ai récemment opérée avec succès, sera-t-il plus instructif à quelques points de vue, précisément parce que je me propose de le faire en dehors de toute idée théorique. C'est une observation dans le sens strict qu'il faut attacher à ce mot ; ceux qui la liront en tireront les conclusions qu'ils jugeront convenable, quant à moi je la fais suivre de quelques réflexions qui me paraissent en découler naturellement.

La jeune X. est âgée de seize ans, et depuis sa première enfance, atteinte d'une cataracte molle et complète. Elle est incapable de rien distinguer comme forme et sa seule faculté visuelle consiste à reconnaître le jour de la nuit, ainsi que les couleurs vives. Restée chez ses parents, jusqu'à l'an dernier, elle n'a reçu qu'une éducation très sommaire, et s'est trouvée abandonnée à elle-même. La meilleure preuve de l'incurie dont on a usé à son égard est sa cécité même pour laquelle on n'avait encore consulté aucun médecin compétent. L'éducation physique de notre jeune sujet a été également négligée, et avant son opération vous l'auriez vue manger avec ses doigts, mettre ses deux mains dans son assiette pleine d'aliments, et les porter à son visage qu'elle barbouillait d'une telle façon que, après chaque repas, il fallait faire une toilette complète. Sa tenue est extrêmement défectueuse, elle jette le tronc du côté gauche en faisant saillir la hanche droite, la tête légèrement inclinée sur l'épaule gauche, la face regardant à droite. Les yeux sont dirigés en bas et à droite, et quittent difficilement cette position. Dès qu'on veut les faire diriger dans un sens différent ils sont pris de nystagmus, et si la tête a suivi le mouvement elle se met également à trembler, et reprend bien vite sa position habituelle. -

Sa démarche a surtout quelque chose de caractérisque, elle est lourde et saccadée, et c'est le pied droit surtout qui fait les soubresauts ; à chaque pas il est lancé violemment, et la pointe se porte en bas et en dedans. Je ne saurais mieux caractériser ce mouvement qu'en disant que c'est celui de quelqu'un, qui ayant à marcher dans les ténèbres sur un sol inconnu, voudrait, avec son pied droit, tâter les obstacles. Seulement ce mouvement a pris, chez notre sujet, une décision qui le rend très curieux sinon très disgracieux. L'examen des deux membres inférieurs nous a montré que le droit est (en apparence au moins) plus long et plus développé que l'autre, ce qui explique la saillie plus considérable de la hanche et de la fesse de ce côté. Faut-il attribuer à la démarche ce vice de conformation ?

Le reste de l'attitude dépend de la position du bassin et de l'inutilité qu'il y a toujours eu pour la patiente de mouvoir la tête pour diriger les yeux.

La face est très allongée, les maxillaires sont atrophiés un peu dans le sens transversal. Les dents sont mauvaises, on a dû en extraire plusieurs pour cause de carie.

Le développement intellectuel de X. laisse beaucoup à désirer. Elle parle assez correctement avec l'accent stéphanois, mais ses idées sont bornées et le plus souvent elle se contente de répéter ce qu'on vient de lui dire. Elle n'a pas à beaucoup près acquis toutes les notions que les sens qu'elle possède pouvaient lui donner, et la chaîne de ses pensées n'est ni longue ni compliquée. Pour vous en donner une idée, je vous dirai que je n'ai pas trouvé chez elle la notion de grandeur, même limitée à ce que le toucher aurait pu lui faire comprendre. Ainsi, lorsque je lui demandais de me faire voir comment sa mère était grande, au lieu d'écarter ses mains, elle mettait ses deux index à quelques pouces l'un de l'autre. Le même geste servait à me faire voir comment elle appréciait la grandeur d'un livre. Et pourtant le toucher ne lui faisait pas défaut, car on la voyait sans cesse promener ses doigts sur les objets qu'on lui confiait et elle nous a donné, comme nous le verrons plus bas, des preuves manifestes de sa sensibilité tactile.

Je vous dirai en passant que ses doigts dont elle faisait un usage si particulier étaient caractéristiques, par leur forme en fuseau, leur attitude allongée et leur habitude de se fléchir seulement sur le métacarpe. Eût-on vu ses mains toutes seules, le reste de la personne restant caché sous un voile, on aurait deviné des organes bien mieux faits pour le tact que pour le travail.

Le caractère est celui d'un enfant, il 'en a la mobilité et le caprice. X. passe avec une incroyable facilité du rire aux larmes, de la joie à la colère. L'intelligence est aussi celle d'un enfant, elle n'a ni plus de portée, ni moins de naïveté; elle s'attache aux choses et non aux idées.

Lorsque la proposition de l'opérer et de l'y faire voir lui a été faite, elle l'a acceptée en sautant de joie, mais évidemment sans se rendre compte de ce que c'était. Elle a eu pendant la période de son traitement la patience inconsciente des enfants, souffrant bien plus d'être gardée dans un lit que d'être tenue dans l'obscurité.

En un mot la fortune a mis là entre nos mains un grand enfant aveugle, auquel nous avons pu dans l'espace de moins d'un mois rendre les deux yeux; tout l'intérêt de cette observation consiste à savoir comment elle en a profité.

Une première chose bien surprenante, c'est que pendant trois semaines j'ai pu douter, moi-même, du résultat de mon opération, et que j'ai extrait le second cristallin en me demandant si le premier œil avait été seulement amélioré. Le succès ayant été complet sur les deux yeux et l'ophtalmoscope me révélant l'intégrité des milieux restants et des membranes profondes, j'ai dû chercher ailleurs l'explication des phénomènes que j'ai observés, et j'ai cru en trouver la cause dans le fait, que ma jeune malade, mise tout à coup en possession d'un sens jusque-là inutile et inconnu pour elle, ne pouvait ni le comprendre ni surtout l'utiliser immédiatement. Les observations suivantes mettront, je l'espère, cette interprétation hors de doute.

La première chose que je lui ai montrée c'est la flamme d'une bougie, qu'elle a dit bien reconnaître, mais qui lui inspirait une vive frayeur. La chose était naturelle parce que jusque-là, le feu, comme elle l'appelait, lui apparaissait indissolublement lié à l'idée du mal qu'il peut faire, ne le connaissant jusque-là que par la sensation tactile, et n'ayant pas la notion de la distance. Lui seul, du reste, s'imposait à son attention et nous avons toujours pu lui inspirer des mouvements d'effroi, en approchant une bougie de ses yeux, tout en gardant le silence.

Pour le reste, on aurait pu rester des heures à côté d'elle, sans provoquer son attention ; pour l'amener à regarder il fallait l'y contraindre par des commandements impérieux, des duretés ou des menaces. Aussi avec quel intérêt n'ai-je pas lu le récit de Diderot, à propos de ce forgeron aveugle depuis vingt-cinq ans, que Daviel, après l'avoir guéri, n'amenait à regarder qu'en le battant.

Notre jeune patiente, à force d'objurgations et de menaces, était-elle contrainte à fixer ses yeux sur notre main ouverte à quelque distance de son visage, qu'elle finissait par nous dire : je vois votre main. Mais elle ne tenait nullement à son jugement, comme deux choses l'ont prouvé. Ainsi nous laissions notre main en place, et lui disions d'un ton de reproche : Comment ! tu vois ma main. Aussitôt de nous répondre : Non, ce n'est pas votre main. Ou bien nous supprimions ladite main, en lui disant : Que vois-tu ? et elle : Je vois votre main. Lorsque nous lui abandonnions notre main pour qu'elle pût la toucher, alors elle tenait à son jugement et ne nous cédait pas.

Si pendant ces exercices nous cessions de lui parler, son attitude changeait peu à peu, et elle détournait son regard, sans cesser pour cela de répondre à tort et à travers. Un jour elle prit une pomme pour une assiette, du pain pour ma main, jugements qu'elle rectifiait dès que nous lui permettions de toucher les objets. Nous lui présentâmes une orange qu'elle reconnut à la couleur. C'est ici le cas de parler d'une expérience qui fait le plus grand honneur à son tact. Je fis placer à côté de son lit un oncle qu'elle aimait beaucoup, tout en recommandant à celui-ci de garder le silence ; je me plaçai derrière lui et interpellai X. en lui disant de regarder le visage qui était devant elle : C'est votre figure, me dit-elle aussitôt. Touche, lui répondis-je. Elle avança son index, le promena sur une toute petite surface de la joue de son oncle, et aussitôt son visage s'illumina et elle s'écria : C'est mon oncle ! Il n'est pas difficile de comprendre qu'elle préférât un tact si habile, à une vision si peu expérimentée.

Ces recherches, je l'avoue, me laissaient très perplexe, et j'avais besoin quelquefois de l'assurance de toutes les personnes qui entouraient ma jeune malade et qui toutes m'affirmaient qu'elle donnait souvent à ne s'y pas méprendre des signes de vision, pour ne pas croire qu'elle était restée aveugle. A ce moment aussi elle put supporter un examen ophtalmoscopique, et je reconnus objectivement l'intégrité et la restitution de ses organes. Je commençai des expériences d'un autre ordre et l'amenai en plein dans le monde extérieur.

Le jour ou pour la première fois je la fis entrer dans la salle du Cours de la Clinique qui donne sur le Rhône, et d'où la vue s'étend au loin sur le quai et les maisons d'en face, je m'attendais à quelques marques de surprise ; il n'en fut rien, et bien que sollicitée à plusieurs reprises de regarder devant elle, je ne pus pas me faire la moindre idée de l'impression que X. a

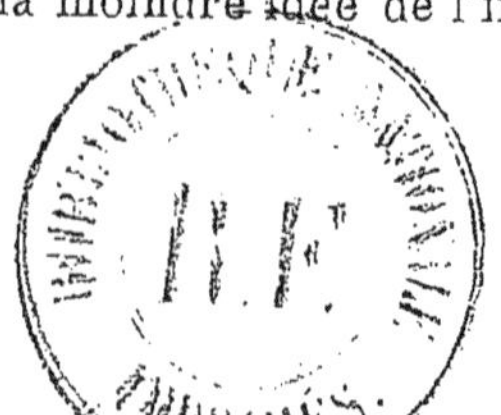

éprouvée, et quand j'ai essayé de le lui faire dire elle s'est mise aussitôt à répéter, comme un perroquet, mes propres expressions.

De ce jour a commencé une éducation des plus pénibles pour elle et que moi seul ai pu continuer quelque temps, car, seul j'avais assez d'ascendant pour réprimer ses colères ou ses pleurs.

Pendant quelque temps je lui ai appris à connaître ma main, ouverte, fermée, ou les doigts écartés et serrés successivement. Je l'ai contrainte à porter sa tête et ses yeux du côté où il était nécessaire qu'elle le fît, et surtout à prendre dans les sensations visuelles la confiance qu'elles méritent.

Plus tard, je l'ai forcée à circuler dans la salle au milieu des meubles, et j'ai constaté que presque de suite elle l'a fait sans se heurter. Une chose curieuse s'est alors produite. La salle où nous nous trouvions a trois portes, l'une grande, à deux battants, en projection sur une large baie bien éclairée; deux autres petites, s'ouvrant sur un obscur corridor. C'est toujours une de ces dernières qu'elle choisissait après avoir plus ou moins tâtonné. Elle n'avait aucun sens de l'orientation, et l'image du jour à travers la porte principale la gênait étrangement; elle tournoyait ou piétinait sur place, en pleurant ou frappant du pied selon son humeur.

Évidemment sa vision inexpérimentée était pour elle une cause de trouble; et comme elle acceptait avec joie la permission de fermer ses yeux, ou plutôt de les rendre à leur fixité naturelle et de s'échapper en tâtonnant! Ce que voyant, je lui ordonnai de placer ses mains derrière le dos, et pendant plusieurs jours je lui fis exécuter, dans cette posture, les mêmes manœuvres.

Une fois devenue habile à retrouver son chemin, je passai à un exercice plus compliqué. J'envoyai, sous ses yeux, un infirmier placer bien en évidence un objet blanc et volumineux, un pot à eau par exemple. Tout d'abord incapable de comprendre le rapport qu'il y avait entre le déplacement de l'infirmier et celui du pot à eau, elle paraissait indifférente pendant ce temps-là, puis sur mon ordre se mettait en route pour commencer ses recherches qu'elle devait poursuivre les mains derrière le dos. Première preuve d'un certain perfectionnement dans son éducation, c'est qu'elle évitait les meubles, mais quelle indécision dans sa démarche, quel tournoiement sur elle-même, quelle impossibilité, sans l'aide de ma voix, de retrouver l'objet en évidence pour nous, mais perdu pour elle. Peu à peu elle est devenue plus habile, elle a retrouvé l'objet plus facilement, et une fois j'ai eu la satisfaction, pendant une de ses excursions à l'aventure, de la voir se détourner brusquement vers le pot à eau, obéissant à une impression visuelle qui l'avait frappée tout à coup.

Une chose bien curieuse c'était de la voir après chacune de ses trouvailles qui lui coûtait toujours de la colère ou des larmes, saisir le pot en riant, et promener sur lui ses longs doigts effilés comme une protestation de son tact si délicat, contre cette insupportable et malhabile vision.

Malheureusement je dois terminer ici cette intéressante étude, ma jeune patiente m'ayant été enlevée sur un ordre formel de sa mère, que je la soupçonne fort d'avoir sollicitée par-dessous main, pour échapper à mes insupportables leçons. J'espère que les soins de sa famille et le temps achèveront l'éducation dont j'ai suivi les premiers et obscurs développements, et qu'elle comprendra un jour que la vision après avoir été un véritable embarras, peut être un bienfait.

Ai-je eu raison de le dire, et cette observation ne montre-t-elle pas de la façon la plus nette, qu'il ne nous servirait de rien de posséder des organes si l'éducation ne nous apprenait pas à nous en servir? Elle est la contre-partie de celle que M. le docteur Guignet a publiée dans les *Annales d'oculistique* en 1871, qui, en nous montrant le développement progressif du sens visuel chez l'enfant nouveau-né, arrive aux mêmes conclusions que nous. Elle nous prouve encore que c'es une illusion de croire que l'aveugle-né, guéri brusquement de sa cécité puisse nous éclairer sur la valeur de ses sensations et sur leur subordination ou leur non-subordination aux jugements de l'intellect.

Que de fois en voyant se développer les sens chez un enfant, n'avons-nous pas désiré substituer notre *moi* au sien, pour pouvoir apprécier ce qui se passe en lui ; sans songer que cette substitution même, renverserait tous les termes de la question et créerait un être nouveau, hybride, qui n'aurait rien de commun avec l'autre. C'est de la même illusion qu'a pu naître la croyance qu'un aveugle guéri allait réaliser le *desideratum*, et pourtant elle est si naturelle que lorsque j'ai lu à des gens du monde très intelligents cependant, l'histoire de la jeune X., ils ont éprouvé à l'entendre un profond étonnement. Ils en sont presque tous à cette croyance du miraculeux. J'y vois ! poussé par l'aveugle-né rendu subitement à la lumière, exclamation qui trouve si heureusement sa place dans les pièces de comédie, mais qui est si en contradiction avec la réalité des faits.

Les seules choses qui se passent en pareille circonstance, c'est la possibilité pour les objets de se peindre sur une rétine récemment découverte, c'est encore l'émotion des fibres nerveuses qui partent des éléments impressionnés, mais dans ce chaos le cerveau ou l'intellect, comme on voudra, est incapable de rien démêler, de faire les distinctions nécessaires et encore bien moins de rapporter ses sensations à leurs véritables causes.

La plupart de nos impressions, de nos déterminations même sont rapides et inconscientes, elles ont le caractère réflexe, mais si nous les soumettons à l'analyse, nous nous apercevons qu'elles sont complexes, successives, et le résultat d'une série d'actions longuement étudiées.

Lorsque l'enfant naissant apparaît dans ce monde avec des organes bien conformés, les appareils de ses sens sont tous à la fois sollicités par le monde extérieur. Pendant les tout premiers mois de la vie, le petit être n'est occupé qu'à débrouiller le chaos et à prendre le plus d'empire possible sur ces agents tumultueux dont il veut faire peu à peu des serviteurs fidèles. Il est aussi beaucoup occupé à dormir pour réparer ses forces qui s'épuisent bien vite à un pareil labeur.

Si la nature l'a privé de l'un des sens, de la vue par exemple, les sollicitations de la lumière lui resteront indifférentes, et non seulement il ne s'en occupera pas, mais je ne crois même pas qu'il songe à se plaindre de sa pénurie comme d'un malheur. Concentrée sur les sensations qui lui restent, son attention les perfectionne d'autant plus, leur donne une acuité, une souplesse, une valeur étonnante et inattendue, et l'être moral en rapport avec le monde par des moyens restreints et spéciaux aura de lui une idée également restreinte et spéciale que, comme Diderot, je crois les clairvoyants incapables de soupçonner.

Arrivé à l'âge où la raison est dans sa plénitude, l'aveugle-né constituera un personnage à part dans l'humanité ; un être en tout semblable à nous, au point de vue intellectuel, toutes les fois qu'il s'agira de notions pouvant s'acquérir par l'ouïe, le toucher, le goût et l'odorat ou de spéculations dans lesquelles le sens visuel n'aura de part, ni à titre de souvenir, ni à celui de comparaison, ni à aucun titre que ce soit; mais un être aussi profondément séparé de nous par l'abîme de sa cécité, et ne pouvant nous abstraire de notre vision, nous ne pourrons pas plus pénétrer dans certains recoins obscurs de son esprit, que lui ne pourra, avec son obscurité, comprendre certaines lumières de notre entendement. Nous aurons beau lui parler de ces impressions qu'il ne connaît pas, nous ne saurons jamais émouvoir en lui la même fibre que celle qui vibre en nous. La lumière n'aura un sens pour lui que lorsque nous lui aurons dit qu'elle est due à des vibrations semblables à celles du son, mais infiniment plus courtes et plus rapides, qu'elle opère un travail chimique incessant; quand, en un mot, nous lui aurons énuméré tout ce que nous savons de ce fluide sans l'usage de notre œil, et ce que nous pouvons en comprendre sans lui. Mais si nous nous avisons de lui en dire les effets, que vous me permettrez d'appeler optiques, de lui dépeindre le jeu des ombres, la beauté des nuances, l'effet des perspectives, alors nous ne sommes plus compris et nous ne pouvons l'être. Les mots de la langue qu'il parle en même temps que nous, et qui sont destinés à exprimer cet ordre de phénomènes n'auront pas pour lui le sens qu'ils ont pour nous, et nous ne saurions même nous représenter au juste quels détours suivra son esprit à leur propos. Voilà ce que sera le sujet dont nous espérions tirer un si grand parti au point de vue scientifique, et nous pouvons de prime abord juger combien nous devons rabattre de nos espérances.

Ces considérations sont bien faites pour atténuer le regret de n'avoir jamais eu à utiliser de véritables aveugles-nés, c'est-à-dire, des êtres absolument privés du sens visuel. Les seuls curables, en effet, sont des cataractés à rétine intacte, et tout le monde sait qu'ils sont capables de percevoir la lumière et de discerner quelques couleurs vives ; c'était le cas de tous les sujets connus depuis celui de Cheselden, jusqu'à ma jeune patiente. Je ne doute pas que des aveugles-nés, incapables d'avoir même l'idée de ce qu'on appelle la lumière, ne fussent encore bien moins capables d'en jouir, si elle venait à leur être rendue.

Diderot dans sa fameuse lettre avait bien exprimé cette situation lorsqu'il disait : « M'assurerait-on qu'un aveugle-né « n'a rien distingué pendant deux mois, que je n'en serais pas « étonné ». Il avait poussé encore plus loin l'analyse de ce problème intéressant, et essayé d'établir des catégories selon que les sujets rendus à la vue auraient plus ou moins de culture intellectuelle.

« Si ce sont des personnes grossières, dit-il, sans éduca- « tion, sans connaissances et non préparées, je pense que, « quand l'opération de la cataracte aura parfaitement détruit « le vice de l'organe et que l'œil sera sain, les objets se pein-

« dront très distinctement ; mais que ces personnes n'étant
« habituées à aucune sorte de raisonnement, ne sachant ce que
« c'est que sensation, idée ; n'étant point en état de comparer
« les représentations qu'elles ont reçues par le toucher avec
« celles qui leur viennent par les yeux, elles prononceront :
« Voilà un rond, voilà un carré, sans qu'il y ait de fond à
« faire sur leur jugement ; ou même elles conviendront ingé-
« nuement qu'elles n'aperçoivent rien dans les objets qui
« se présentent à leur vue, qui ressemble à ce qu'elles ont
« touché. »

Cela n'a-t-il pas été absolument le cas de la jeune X., et
était-il possible de prévoir plus juste. Prévue aussi, a été par
Diderot, la conduite d'un individu plus cultivé, et nous en re-
trouvons le tableau tout tracé dans les observations de Cheselden
et de Hirschberg. Il nous reste à savoir ce que ferait un philosophe, car je ne sache pas qu'aucun philosophe se soit trouvé
dans cette passe.

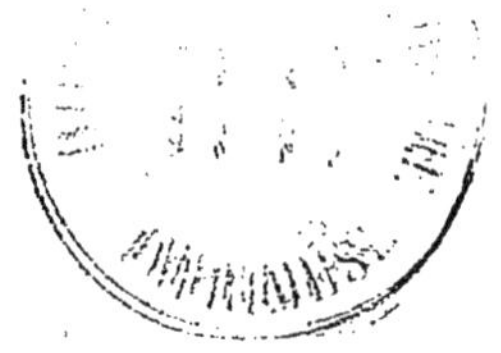

LYON. — IMP. PITRAT AINÉ, RUE GENTIL, 4.

9 782019 261153